AF494082

DE

LA NÉCESSITÉ ET DE L'OPPORTUNITÉ

D'UNE LOI

SUR L'EXERCICE

DE LA

MÉDECINE VÉTÉRINAIRE CIVILE

PAR

M. U. LEBLANC,

Médecin vétérinaire à Paris,
Membre titulaire de l'Académie impériale de Médecine et de la Société impériale
et centrale de Médecine vétérinaire, etc.

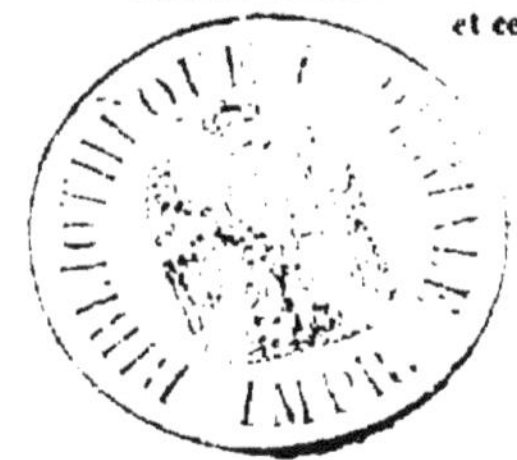

PARIS
IMPRIMERIE FÉLIX MALTESTE ET Cie,
RUE DES DEUX-PORTES-SAINT-SAUVEUR, 22.

1862

DE

LA NÉCESSITÉ ET DE L'OPPORTUNITÉ

D'UNE LOI

SUR L'EXERCICE

DE LA

MÉDECINE VÉTÉRINAIRE CIVILE.

Depuis la fondation des Écoles vétérinaires en France, en 1762, il y a juste un siècle, la question de la réglementation légale de l'exercice de la profession vétérinaire a été souvent agitée et discutée. Il faudrait beaucoup de temps et beaucoup d'espace pour analyser tous les débats auxquels elle a donné lieu. Mon intention n'est pas d'entreprendre ici un pareil travail; je veux seulement reproduire quelques extraits d'un journal, *la Clinique vétérinaire*, que je publie, et qui est consacré aux *intérêts scientifiques et professionnels* des vétérinaires praticiens. J'ajouterai à ces extraits quelques réflexions qui m'ont été inspirées par des événements tout récents.

En janvier **1861**, j'écrivais ce qui suit :

« Il y a bien longtemps que l'utilité d'une réglementation légale de l'exercice de la médecine vétérinaire en France se fait sentir ; mais aujourd'hui sa nécessité est indispensable ; car M. Renault, inspecteur général des Écoles impériales vétérinaires de l'Empire, disait dernièrement : « *qu'il remarquait avec douleur la décadence* » *progressive de la profession vétérinaire* ». Il exprimait une vérité qui est de la plus grande évidence pour tous les vétérinaires. Tous les vétérinaires, aussi, à quelques très rares exceptions près, qui ne se rencontrent, du reste, que parmi ceux qui n'exercent pas leur profession, savent que cette décadence a pour cause le manque d'une loi qui régisse l'exercice de la profession, d'une loi analogue à celle qui régit l'exercice de la médecine de l'homme (1).

» Jusque dans ces derniers temps, les vétérinaires civils avaient été soutenus par l'espoir d'une position meilleure ; ils avaient été encouragés par les préliminaires qui précèdent ordinairement la présentation des projets de loi par l'administration ; ils savaient que des commissions avaient été nommées par le Ministre de l'agriculture et du commerce, pour élaborer un projet de loi ; ils savaient que les rapports de ces commissions étaient favorables à une réglementation légale ; *les vétérinaires civils fondaient surtout leurs espérances sur les grands actes de justice* (2) *qui avaient donné aux vétérinaires de l'armée la position et les avantages que méritaient leur savoir et les services qu'ils rendaient.*

» Quoiqu'il y ait déjà douze ans que la dernière commission nommée, en **1848**, par M. Bethmont, alors ministre de l'agriculture et du commerce, ait rédigé un projet de loi motivé sur l'enseignement et sur l'exercice de la médecine vétérinaire civile, et qu'on n'ait pas donné de suite à ce projet, jusqu'à ce jour, les vétérinaires civils ne devraient pas perdre courage ; le pouvoir qui a si équitablement accordé à nos confrères militaires ce qu'ils sollicitaient depuis de si longues années, ne laissera pas tomber en décadence complète une profession qui pourrait rendre de si éminents services, si elle était

(1) Loi du 19 ventose an XI (10 mars 1803).

(2) Décrets du 28 janvier 1852, 14 janvier et 14 août 1860.

protégée par une loi répressive contre l'empirisme et le charlatanisme envahissants et destructeurs, ces *tristes et honteux parasites de la médecine*, a dit M. le docteur Rayer, dans une circonstance solennelle, lors de l'assemblée générale de l'*Association générale de prévoyance et de secours mutuels des Médecins de France*.

Le rapport que la commission ministérielle de 1848 a rédigé comme motif du projet de loi qu'elle a formulé, exprime très bien les raisons pressantes et indéniables qui prouvent qu'une réglementation légale de l'exercice de la médecine vétérinaire est absolument nécessaire, et j'ajouterai que, depuis l'époque à laquelle le rapport a été rédigé, de nouvelles circonstances sont venues, non seulement confirmer les motifs qui y sont exposés, mais encore les fortifier de manière à démontrer que le projet de loi de 1848 ne prescrivait pas des mesures assez sévères contre l'empirisme. En effet, c'est depuis 1848 que M. Renault a remarqué *que la décadence de la profession vétérinaire était progressive*. Depuis cette époque aussi, un des motifs qui faisait que le projet avait été très tolérant, très large à l'égard d'une certaine catégorie d'empiriques exerçant la médecine des animaux depuis plusieurs années, n'existe plus d'une manière aussi manifeste. Ce motif était le manque de vétérinaires dans quelques contrées, et leur inégale répartition dans les villes et dans les campagnes. Le nombre des vétérinaires a un peu augmenté, et l'*Annuaire vétérinaire* de 1860 prouve qu'il en existe aussi bien dans les petites villes que dans les grandes, ce qui n'a pas empêché le nombre d'empiriques d'augmenter aussi, parce que l'abandon du projet de réglementation avait fortement encouragé le développement de l'empirisme qui comptait de plus en plus sur l'impunité de ses méfaits; c'est ainsi que les vétérinaires, quelque nombreux qu'ils fussent, se sont vus réduits à gagner à peine de quoi vivre par suite de la concurrence invincible des empiriques, invincible du moins par des moyens honorables et par le savoir seul. C'est ainsi que l'on a vu beaucoup de vétérinaires, même des vétérinaires très capables, être forcés de renoncer à leur profession ou de réunir à cette profession libérale, si difficile, si savante, une autre profession, souvent une profession industrielle ou mécanique, ou un commerce quelconque qu'ils pouvaient faire gérer par leurs femmes ou par leurs enfants, parce que, tout en ne gagnant qu'une très petite somme d'argent par an, en raison de l'abaissement des honoraires des consultations, des visites et des opérations chirurgicales légitimement indiquées et utiles, ils étaient encore obligés de consacrer tout leur temps pour arriver à ce faible résultat. Les empiriques, dont les rétributions pour déplacements et consultations sont de la même valeur que celle des vétérinaires dans la plupart des cas, ce qui devra paraître une énormité pour quiconque voudra réfléchir un instant, se créent d'autres ressources, non en dehors de leur métier, eux, mais dans leur métier même, ressources qui sont indignes du vétérinaire honnête, consciencieux, instruit, que sa position sociale ne lui permettrait pas, du reste, de faire valoir.

» Je ne puis mieux justifier la thèse que je soutiens aujourd'hui, et depuis plus de trente ans (1), c'est-à-dire la nécessité et l'*opportunité d'une loi sur l'exercice de la médecine vétérinaire*, qu'en rapportant textuellement l'exposé des motifs du projet de loi qui a été rédigé sur la demande de M. le ministre de l'agriculture, du commerce et des travaux publics, en 1848, par une commission composée de :

MM. BARTHÉLEMY aîné, ancien professeur à l'École impériale vétérinaire d'Alfort, membre de l'Académie impériale de médecine et de la Société impériale et centrale d'agriculture ;

BOUILLAUD, ancien doyen de la Faculté de médecine de Paris, membre de l'Académie impériale de médecine ;

BOULEY jeune, vétérinaire à Paris, membre de l'Académie impériale de médecine et de la Société impériale et centrale de médecine vétérinaire ;

BOULEY (Henri), professeur à l'École impériale vétérinaire d'Alfort, aujourd'hui membre de l'Académie impériale de médecine et de la Société impériale et centrale de médecine vétérinaire ;

BOUSSINGAULT, membre de l'institut et de la Société impériale et centrale d'agriculture ;

(1) Institutions médicales vétérinaires en France, ce qu'elles sont, ce qu'elles devraient être. — *Journal de médecine vétérinaire théorique et pratique*. 1830, page 641.

Crépin, vétérinaire à Paris, membre de la Société impériale et centrale de médecine vétérinaire;

Delafond, professeur à l'École impériale vétérinaire d'Alfort, depuis directeur de la même école, membre de l'Académie impériale de médecine, et des Sociétés impériales et centrales de médecine vétérinaire et d'agriculture;

Huzard, vétérinaire à Paris, membre de l'Académie impériale de médecine, de la Société impériale et centrale d'agriculture, et de la Société impériale et centrale de médecine vétérinaire;

Laborde, vétérinaire principal de l'armée;

Leblanc, vétérinaire à Paris, aujourd'hui membre de l'Académie impériale de médecine et de la Société impériale et centrale de médecine vétérinaire;

Liger, vétérinaire, professeur à l'Institut agricole de Grignon;

Magne, professeur à l'École impériale vétérinaire d'Alfort, depuis directeur de la même École, membre des Sociétés impériales et centrales de médecine vétérinaire et d'agriculture;

Prince, directeur de l'École impériale vétérinaire de Toulouse;

Rayer, docteur en médecine, membre de l'Institut;

Renault, ancien directeur de l'École impériale vétérinaire d'Alfort, aujourd'hui inspecteur général des écoles impériales vétérinaires de France, membre correspondant de l'Institut, membre de l'Académie impériale de médecine, de la Société impériale et centrale d'agriculture et de la Société impériale et centrale de médecine vétérinaire;

Riquet, ancien vétérinaire principal, membre de la Société impériale et centrale de médecine vétérinaire;

Thierry, docteur en médecine, ancien directeur de l'assistance publique;

Yvart, ancien inspecteur des Écoles impériales vétérinaires de France, membre de la Société impériale et centrale d'agriculture et de la Société impériale et centrale de médecine vétérinaire. »

Cette commission, comme on le voit, était composée d'éléments très variés ; il y avait des savants éminents, étrangers à la médecine vétérinaire et, par conséquent, n'ayant aucun intérêt personnel à la répression de l'empirisme vétérinaire. Voici le rapport de la Commission :

EXPOSÉ DES MOTIFS

D'UN PROJET DE LOI SUR L'EXERCICE DE LA MÉDECINE VÉTÉRINAIRE ET PROJET DE LOI.

« Dans l'état actuel des choses, aucune loi générale ou spéciale, aucun règlement ayant force de loi, ne réserve aux vétérinaires sortis des Écoles l'exercice de la médecine des animaux domestiques.

» Il est vrai qu'un arrêt du conseil d'État du roi, du 11 août 1765, » autorise les élèves des Écoles vétérinaires, qui pendant quatre » années consécutives y auront fait leurs cours d'études, à exercer à » l'avenir cet art, en vertu d'un brevet de *privilégiés* du roi en l'art » vétérinaire. » Mais quelle qu'ait pu être l'étendue de ce privilége, les articles 1 et 2 du décret de l'Assemblée constituante du 2 mars 1791, l'ont explicitement aboli ; et il n'a été rétabli ni par le décret de la Convention nationale du 29 germinal an III, ni par le décret organique du 15 janvier 1813, ni par l'ordonnance royale du 1er septembre 1825, qui, depuis, ont successivement réglementé les Écoles et l'enseignement de la médecine vétérinaire.

» Il y a plus, le décret de 1813 semble admettre pour tous le droit d'exercer l'art vétérinaire, puisqu'il ne réserve expressément ce droit aux élèves brevetés des Écoles, que dans le cas où le traitement des animaux serait entrepris à la réquisition des autorités civiles et militaires. (Titre II, art. 14.)

» Il faut donc reconnaître, et la jurisprudence l'a d'ailleurs constaté (arrêt de la Cour royale de Colmar du 11 juillet 1832), que, aujourd'hui, le fait d'exercer la médecine vétérinaire sans diplôme, ou titre de capacité, non-seulement n'est prévu par aucune loi pénale, mais encore n'est, en droit, susceptible d'aucun empêchement.

» La loi pénale n'a pas prévu davantage le fait d'usurpation du titre conféré par leur diplôme aux élèves des Écoles royales vétérinaires. Le décret de 1813 et l'ordonnance royale de 1825, ont bien déterminé les conditions auxquelles seraient délivrés les brevets ou diplômes de *vétérinaire*, de *maréchal-vétérinaire* et de *médecin-vétérinaire*; mais le droit qui en résulterait pour ceux qui ont satisfait à ces conditions de prendre seuls ces qualifications, n'a pas paru tellement bien établi aux tribunaux, que quelques-uns n'aient jugé qu'elles pouvaient également être prises par quiconque se livre, avec ou sans diplôme, au traitement des animaux domestiques. (Tribunal de première instance de Pont-Audemer, 1842. — Tribunal de première instance de Tours, 1845.)

» Ainsi, sous la législation actuelle, en même temps qu'il est libre au premier venu d'exercer sans titre la médecine des animaux domestiques, il semble qu'il lui soit libre aussi, s'il le croit utile à ses intérêts, de prendre le titre que n'obtiennent, qu'après quatre ans d'études et des examens sérieux, les élèves de nos Écoles vétérinaires.

» Évidemment, un pareil état de choses est aussi injuste pour les vétérinaires, qu'il est préjudiciable à l'intérêt public.

» Tels ne sont pas pourtant les seuls inconvénients de cette législation.

» A l'époque où fut rendu le décret de 1813, il n'y avait en France que douze cents vétérinaires; et alors, le service des armées en absorbant un grand nombre, l'agriculture en était réduite, dans beaucoup de localités, à manquer de secours pour les bestiaux malades, ou à ne pouvoir les demander qu'à des empiriques.

» C'était pour elle une fâcheuse alternative. Le gouvernement le comprit, et ce fut dans l'espérance de lui venir en aide autant et le mieux que possible, qu'il rédigea les art. 15, 16 et 17 du décret.

» Par ces articles, tout vétérinaire peut être autorisé à faire des élèves à des conditions fixées à l'amiable entre eux et lui; et après un apprentissage dont la durée est fixée à deux ans, à leur délivrer un certificat de *maréchal-expert*, revêtu du visa du préfet, du sous-préfet ou du maire, suivant que ce vétérinaire a sa résidence au chef-lieu du département, de l'arrondissement ou du canton. Le décret ne dit pas que la capacité de ce vétérinaire aura besoin d'être constatée ; il ne dit pas non plus qu'aucune inspection, qu'aucun contrôle s'exercera sur l'usage que le vétérinaire fera de cette autorisation : il y est dit seulement qu'il sera tenu d'avoir un atelier de maréchalerie.

« Comme il était aisé de le prévoir, cette faculté évidemment exorbitante n'a pas tardé à devenir la source de scandaleux abus. N'étant gênés ou arrêtés par aucune surveillance, beaucoup de vétérinaires, avec ou même sans atelier de maréchalerie, ont fait un objet de spéculation de la délivrance des certificats de *maréchal-expert*, qu'ils accordent avec d'autant plus de facilité et après un temps d'apprentissage d'autant plus court, que ceux qui les leur demadent paient davantage. Aussi, est-ce devenu pour un grand nombre d'empiriques fort ignorants un moyen de mieux régulariser jusqu'à un certain point leur position et de mieux tromper les propriétaires.

» En effet, pour l'immense majorité des cultivateurs, la qualification « *maréchal-expert* » qui, avant la création des Ecoles vétérinaires, servait à désigner les hommes qui s'occupaient du traitement des animaux, a aujourd'hui encore la même signification. Cela est si vrai que, dans la plupart des campagnes et dans certaines villes, on ne sait pas ce que c'est qu'un *vétérinaire*, et que celui qui porte réellement ce titre, n'est connu que sous celui de *maréchal-expert*. On peut même voir les vétérinaires désignés sous cette appellation, dans un acte officiel postérieur de près de trente ans à la fondation des Écoles vétérinaires. (« Décret de la Convention nationale du » 13 ventôse an II, relatif aux chevaux malades et à réformer dans » les armées de la République. »)

» Il en résulte qu'à la masse des empiriques exerçant sans instruction et sans titre, le décret a ajouté ceux, plus dangereux peut-être, qui exercent avec un titre officiellement conféré, impliquant des connaissances dont manque absolument le plus grand nombre. Il en résulte que, croyant fermement placer sa confiance dans des hommes d'une capacité constatée, parce qu'il les sait porteurs d'un certificat qui suppose des études spéciales et un examen probatoire, le cultivateur, en s'adressant à ces maréchaux-experts, ne confie presque toujours le traitement de ses animaux qu'à des charlatans, étrangers aux notions les plus simples de la médecine vétérinaire.

» Il suffira de peu de mots pour faire ressortir les inconvénients d'un pareil état de choses.

» La médecine des animaux, on le conçoit, pour être utilement exercée, exige de ceux qui s'y livrent des connaissances qui ne s'acquièrent que par de longues et difficiles études. Il s'ensuit que, pratiquée par des hommes dépourvus de ces connaissances spéciales, et même, pour l'immense majorité, de toute instruction quelconque, non seulement elle est sans avantage réel pour les propriétaires, mais encore qu'elle ne peut que compromettre le plus souvent la santé et la vie des bestiaux. L'expérience démontre, en effet, tous les jours, que mieux vaut de beaucoup abandonner une maladie à elle-même, que de la combattre par des traitements irrationnels, violents ou incendiaires qu'emploient la plupart des empiriques.

» Faut-il ajouter que le très grand nombre de ces empiriques, abusant de la crédulité de la population des campagnes, ont recours pour l'exploiter au charlatanisme le plus éhonté; et, ce qui pis est, se font auprès d'elle de puissants auxiliaires d'inventions plus ou moins ridicules et de pratiques mystérieuses; prononçant des paroles magiques; se livrant à toutes sortes de jongleries, d'autant plus déplorables, qu'en même temps qu'elles laissent un libre cours aux maladies contre lesquelles elles sont dirigées, elles entretiennent dans une partie importante et nombreuse de notre population cet esprit superstitieux, ces croyances aux puissances surnaturelles qui, toujours et partout, ont été les plus grands obstacles au développement de l'intelligence du peuple et aux efforts tentés pour son instruction.

» Mais c'est principalement quand viennent à sévir des maladies contagieuses que les empiriques deviennent de véritables fléaux pour notre agriculture. Méconnues dans leur nature, dans leurs causes, dans leurs funestes propriétés, elles sont traitées par eux sans la moindre précaution; et, alors qu'il serait si important qu'elles fussent signalées dès leur apparition; alors qu'elles auraient pu être étouffées dès leur naissance ou circonscrites dans leur foyer, par des mesures sanitaires prescrites et employées à temps, ce n'est que par l'extension qu'elles ont prise, par les ravages qu'elles exercent, que l'autorité est informée de leur existence. Mais, trop souvent, il est à ce moment bien difficile de les arrêter; il n'est possible de borner leurs progrès qu'au prix des plus grands sacrifices. C'est ce que démontre l'histoire des épizooties qui, à différentes époques, ont causé tant de désastres à l'agriculture. A chacune de ces époques, en France aussi bien qu'à l'étranger, les enquêtes qui ont été faites ont signalé les empiriques parmi les plus actifs propagateurs de ces redoutables contagions.

» Avec cette liberté absolue laissée à tout le monde, de prendre le titre de vétérinaire et d'en exercer la profession, on comprend que les empiriques se soient répandus comme ils le sont aujourd'hui. On comprend également que ce soit là où l'agriculture et la civilisation sont arriérées, où, conséquemment, il leur est plus facile d'en imposer aux cultivateurs, qu'ils se soient principalement multipliés. On comprend enfin, que là surtout où ils se sont multipliés, ils ont dû, et devront longtemps encore, faire obstacle à l'établissement de bons vétérinaires.

» En effet, outre qu'il répugne à un homme instruit d'entrer en concurrence avec de pareils hommes, la lutte entre eux et lui n'est pas égale. Plus nombreux, puisqu'il s'en trouve souvent un ou deux par village, les empiriques sont plus souvent consultés; et, n'ayant fait aucuns frais pour leurs études, puisque beaucoup ne savent même pas lire; ayant en général un autre état (la plupart sont vachers, bergers, maréchaux, taillandiers, etc., quelques-uns sont mendiants); n'ayant à se transporter qu'à de moindres distances, ils peuvent exiger de moindres honoraires. Première raison pour qu'ils soient appelés de préférence aux vétérinaires. D'un autre côté, inhabile à distinguer l'homme instruit des charlatans; plus porté, au contraire, à se laisser séduire par les cures merveilleuses que ceux-ci racontent ou qu'on leur prête, par les pratiques plus ou moins mystérieuses ou extraordinaires à l'aide desquelles ils procèdent, c'est d'abord à eux que s'adresse le crédule cultivateur. Et s'il se décide à faire venir ensuite le vétérinaire, ce n'est que quand, effrayé des progrès du mal, il commence à douter de la puissance de l'empirique. Mais souvent, alors il n'est plus temps; la maladie qui, peut-être, était très curable dans le principe, est maintenant au-dessus des ressources de l'art : l'animal meurt. Et comme c'est entre les mains du vétérinaire qu'il succombe, cette mort lui est imputée à faute; il n'en sait pas plus que l'empirique : il est bientôt discrédité. De sorte que, rarement consulté, peu ou mal payé, force lui est bientôt de quitter le pays où il ne gagne pas de quoi vivre, et d'aller chercher ailleurs des moyens d'existence; sinon, de les demander à une autre profession. Ainsi s'explique qu'il existe en France beaucoup de cantons, et même certains arrondissements, dans toute l'étendue desquels il ne se trouve aucun vétérinaire.

» C'est là un fait d'autant plus regrettable, qu'on sent aujourd'hui plus que jamais le rôle important que les vétérinaires sont appelés à jouer dans le développement de notre prospérité agricole, non pas seulement à cause des animaux qu'ils conservent à l'agriculture par leurs connaissances dans la médecine et l'hygiène du bétail, mais encore, et surtout, parce qu'ils sont les hommes les mieux placés, par la nature de leurs travaux et de leurs études, pour concourir efficacement aux améliorations que le gouvernement et le pays font tant d'efforts pour introduire dans l'éducation et l'élevage des animaux domestiques.

» Telle a été, assurément, la pensée des conseils généraux de département, qui, depuis plusieurs années, demandent que l'exercice de la médecine vétérinaire soit réglé par une loi spéciale. Telle a été aussi, sans doute, celle des Chambres, quand, à diverses reprises et dans diverses sessions, elles ont prononcé le renvoi au ministre de l'agriculture, de pétitions qui réclamaient cette loi.

» L'administration n'avait pas attendu ces avertissements pour se préoccuper de cette question.

» Bien pénétrée de tout l'avantage qu'auraient les cultivateurs à ne se servir que d'hommes instruits pour le traitement de leurs animaux, elle a plusieurs fois, depuis 1837, ordonné la publication annuelle, dans chaque département, de la liste des vétérinaires qui y exercent avec un diplôme délivré par les Écoles royales. Malheureusement, il faut le reconnaître, cette mesure n'a pas eu de résultats bien sensibles; et le charlatanisme subsiste aujourd'hui avec autant d'impunité et d'inconvénients que par le passé.

» Une loi est donc devenue nécessaire pour remédier à un état de choses dont souffre et se plaint avec raison l'agriculteur. Son but est clairement indiqué. Il doit être de favoriser à la fois et l'augmentation du nombre des vétérinaires, et leur plus égale répartition dans les divers départements.

» Il a été constaté par l'administration que le nombre des vétéririnaires s'élève aujourd'hui en France, à plus de deux mille quatre cents; c'est-à-dire qu'il est double de ce qu'il était lors de la promulgation du décret de 1813. Il a été pareillement constaté que, bien qu'ils se trouvent à peu près en égale proportion dans les départements du nord et du midi, ils ne sont pas aussi également répartis entre les divers arrondissements ou cantons.

» En général, en nombre presque suffisant là où les populations sont agglomérées, le pays riche et éclairé, le bétail abondant et prospère, ils sont rares et très rares dans les contrées où l'instruction est peu répandue, où les animaux sont chétifs, où l'agriculture est arriérée, là précisément où leur secours et leurs conseils seraient le plus nécessaires.

» La cause de cette tendance des vétérinaires à se presser ainsi, jusqu'à encombrement quelquefois, dans les pays riches et éclairés, est légitime et s'explique facilement. Mieux appréciés, parce qu'il y a plus de lumières, ils sont préférés aux empiriques et plus souvent appelés ; et, comme il y a plus d'aisance et que les animaux ont le plus de valeur, on les paie mieux de leurs soins. Par les mêmes raisons, ils y jouissent d'une considération plus en rapport avec leur instruction et leurs services.

» En définitive, trois circonstances, le plus souvent connexes, concourent à éloigner les vétérinaires des localités qui en auraient le plus grand besoin. Ce sont :

» 1° La dissémination, l'ignorance et la pauvreté des populations;

» 2° La rareté et la chétivité du bétail ;

» 3° La grande quantité et l'audace des empiriques et charlatans qui pullulent dans ces localités.

» Sans doute, il n'est pas au pouvoir de la loi de faire que les deux premières de ces causes n'existent pas ; sans doute, ce n'est que du temps et des efforts du gouvernement qu'il faut attendre que l'instruction et l'aisance soient plus répandues dans les campagnes. Mais en est-il de même de l'empirisme ? n'est-il pas possible, dès à présent, sinon de le faire entièrement disparaître, du moins d'en amoindrir singulièrement l'influence? On croit que cela est possible, et c'est dans ce but qu'a été préparé le projet de loi qui va suivre. Mais, avant d'en exposer les dispositions et les moyens, il importe peut-être de répondre d'avance à certaines objections qui pourraient se produire.

» Quelques personnes semblent craindre qu'en atteignant son but contre les empiriques, la loi prive les campagnes du secours d'hommes qui, pour n'être pas aussi instruits que les vétérinaires, n'en sont pas moins d'une utilité réelle par l'expérience qu'ils ont acquise et le bon marché de leurs soins.

» Ces craintes reposent sur une double erreur.

« En médecine vétérinaire, comme en médecine humaine, il ne suffit pas de voir beaucoup de malades pour acquérir ce qu'on appelle de l'expérience ; il faut observer avec suite et intelligence beaucoup de maladies. Or, comment le pourraient faire les neuf dixièmes des empiriques, qui, notamment dans nos campagnes, sont complétement étrangers aux notions, aux principes les plus élémentaires de la médecine, dont la plupart même, sortis des plus basses classes de la société, ne savent ni lire ni écrire ? Aussi, n'est-ce que dans des cas très-simples, dans des affections où la nature, abandonnée à elle-même, eût plus sûrement et beaucoup plus promptement triomphé de la maladie, que leurs soins paraissent couronnés de succès. Pour peu qu'il s'agisse d'un mal sérieux ou compliqué, que peut la la routine aveugle qui est leur seul guide ? Et combien d'animaux deviennent leurs victimes, qu'un traitement rationnel eût conservés à leurs pauvres propriétaires dont ils sont souvent la seule fortune !

» C'est pareillement une erreur que de croire les soins des empiriques moins coûteux que ceux des vétérinaires. Car, sans parler des pertes ruineuses dont leur ignorance ou leur témérité est à chaque instant la cause, il est évident que les maladies se prolongent plus longtemps entre leurs mains et exigent qu'ils voient plus longtemps les malades. Or, à supposer, ce qui pourtant n'est pas toujours, que chacune de leurs visites coûte moins cher que celle d'un vétérinaire, en définitive, à raison du nombre qu'ils en ont fait, elles ont coûté tout aussi cher au cultivateur. Que si maintenant on tient compte du coût des médications, presque toujours fort compliquées, auxquelles ont généralement recours les prétendus guérisseurs ; de la dépense que fait à l'écurie ou à l'étable l'animal dont la maladie se prolonge ; de la durée plus grande du temps pendant lequel le propriétaire reste privé du travail ou du produit de cet animal ; si l'on considère, enfin, sa moins-value quand il n'est pas complétement rétabli ou redressé après le traitement, on arrive à être convaincu que, somme toute, les soins du vétérinaire, à part le plus de garanties de succès qu'ils présentent, sont certainement moins coûteux que ceux du plus grand nombre des empiriques.

» C'est ici le lieu de faire observer que la cause principale de l'élévation des honoraires que réclament les vétérinaires dans certaines localités, résulte évidemment, et des distances éloignées auxquelles ils se trouvent, et du petit nombre des consultations qui leur sont demandées. On est fondé à prévoir que, du moment où les empiriques disparaîtront de ces localités pour faire place aux vétérinaires, ceux-ci s'y établissant en plus grand nombre, seront plus rapprochés de leur clientèle, plus souvent consultés, auront à soutenir une concurrence contre d'autres vétérinaires, et pour toutes ces raisons, pourront, devront même, dans leur intérêt, maintenir leurs prétentions dans les limites les plus modérées.

» La conséquence de ce qui précède serait donc qu'il y a lieu, dans la loi à intervenir, de défendre à toute personne n'ayant pas un diplôme de vétérinaire d'en exercer la profession. C'est sans doute ce qu'elle doit préparer pour l'avenir. Mais deux raisons graves s'opposent à ce qu'il en soit ainsi dès à présent.

» D'abord, il a été dit plus haut que, dans plusieurs contrées de la France, il n'y avait qu'un nombre très insuffisant de vétérinaires : ce sont les empiriques qui en tiennent lieu. Or, par le fait d'une interdiction absolue et immédiate de l'exercice de la médecine des animaux par ces derniers, ces contrées se trouveraient privées, pendant un temps plus ou moins long, de tout secours quelconque pour leurs animaux malades.

» D'un autre côté, si la grande majorité des empiriques se compose d'hommes aussi dangereux qu'ignorants, de charlatans, de leveurs de sorts, de vendeurs de panacées de toute sorte, il faut reconnaître qu'il en est parmi eux qui, pour n'offrir pas, à beaucoup près, les garanties que présentent les vétérinaires, n'en rendent pas moins d'assez grands services dans les campagnes au moyen des connaissances qu'ils ont acquises, les uns comme anciens élèves des écoles d'où ils sont sortis avant d'avoir terminé leurs études, les autres par le travail, la réflexion et une certaine habitude pratique qui ont fini par leur donner quelque valeur.

» Il faut que la loi permette de distinguer ces derniers. Il faut que, applicable pour l'avenir, le principe de l'exercice exclusif par les vétérinaires fasse exception en faveur de ces praticiens. Il faut qu'elle respecte les droits de ceux qui, après avoir rempli les conditions prescrites par le décret de 1813, ont obtenu un certificat de maréchal-expert délivré conformément aux prescriptions des articles 15, 16 et 17 de ce décret.

» Cette double exception n'est pas seulement juste, elle est utile. En attendant que la mesure proposée ait produit les résultats qu'on est en droit d'attendre, elle permet de conserver aux contrées qui sont dépourvues de vétérinaires, les hommes qui peuvent le mieux leur venir en aide pour les maladies de leurs bestiaux, ne laissant sous le coup d'une interdiction immédiate que ceux dont la complète ignorance ou les coupables manœuvres sont un véritable danger pour la partie la plus pauvre et, en général, la plus superstitieuse de notre pays. Une pareille interdiction est autant dans l'intérêt de la morale publique et de la civilisation, que dans celui de l'agriculture.

» L'idée de cette distinction une fois admise, il reste à l'appliquer. Il reste à savoir comment on arrivera à distinguer les praticiens utiles des empiriques dangereux. Pour le faire, deux moyens se présentent :

» Les examens par les Écoles vétérinaires ;

» Les examens par des jurys spéciaux créés aux chefs-lieux, soit de chaque département, soit de chaque arrondissement.

» Le projet de loi préfère ce dernier mode.

» Les examens dans les Écoles obligeraient un grand nombre de praticiens à des dérangements trop longs et trop coûteux. Le même inconvénient, bien que beaucoup moindre, aurait lieu au chef-lieu du département ; il n'existe plus au chef-lieu d'arrondissement. Ce dernier système offre en outre le grand avantage que les empiriques seraient examinés par des hommes connaissant bien la localité et ses besoins, les connaissant eux-mêmes, et se trouvant ainsi dans toutes les conditions pour apprécier par les services qu'ils auront rendus dans le pays les services qu'ils peuvent rendre.

» Le projet exige, en effet, pour des motifs faciles à comprendre et

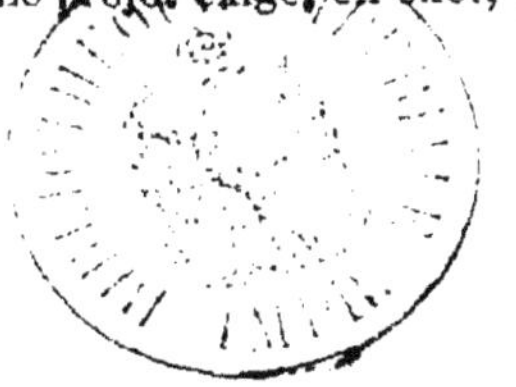

qui seront d'ailleurs exposés plus loin, que les praticiens soient examinés par le jury de l'arrondissement de leur résidence, et que l'autorisation qui leur serait délivrée n'ait d'effet que dans le cas où ils continueraient de résider dans cet arrondissement.

» S'il en était autrement, il ne manquerait pas d'arriver que, profitant de la facilité nécessairement plus grande que montreraient les jurys dans les arrondissements les plus dépourvus de vétérinaires, beaucoup d'empiriques se feraient examiner par ces jurys, et iraient ensuite jouir du bénéfice de leur autorisation dans d'autres arrondissements où ils seraient moins nécessaires, mais où ils espéreraient réaliser de plus grands bénéfices. La loi n'aurait pas atteint son but.

» Elle aurait manqué aussi de prévoyance si, après avoir accordé aux *maréchaux-experts* et aux *praticiens autorisés* le droit de se livrer au traitement des animaux domestiques, et leur avait conféré les mêmes attributions qu'aux vétérinaires. L'intérêt public exige impérieusement que ces derniers seuls puissent intervenir dans toutes les circonstances où il s'agira de maladies contagieuses ; dans celles où la justice a besoin, pour s'éclairer, des lumières et des investigations de la science ; dans celles encore qui concernent le service de l'administration civile et militaire. Le projet de loi en fait l'objet d'une disposition expresse.

» Enfin, et comme complément nécessaire du nouvel état de choses proposé, il importait de régler le droit des vétérinaires et des maréchaux-experts ou praticiens autorisés en ce qui concerne la prescription, la vente ou la préparation, par eux, des médicaments utiles à leur profession.

» Évidemment, ces droits ne sauraient être les mêmes.

» La préparation des médicaments, la conservation, en certaine quantité, de plusieurs d'entre eux, exigent de la part des hommes à qui on les confie, des études préalables qu'ont faites les vétérinaires dans les Écoles royales, des connaissances et une habileté spéciales qu'ils y ont acquises et dont ils ont dû faire preuve lorsqu'ils ont obtenu leur diplôme. En outre, quatre années de séjour dans ces Écoles ont suffisamment constaté leur moralité. De plus, l'Académie royale de médecine, après une discussion longue et approfondie sur cette question, a tout récemment reconnu l'utilité d'accorder aux vétérinaires le droit de « préparer, avoir chez eux et vendre les » médicaments nécessaires à l'exercice privé de leur profession. »

» On n'hésite donc pas, dans le projet de loi, à consacrer comme un droit la faculté dont, en fait, ils ont joui à toutes les époques et que leur a toujours reconnue la jurisprudence. (Jugement du tribunal de première instance de Corbeil, du 20 février 1839; — arrêt de la Cour royale de Paris du 19 août 1840.)

» Quant aux maréchaux-experts et aux praticiens autorisés qui, théoriquement ou pratiquement, n'ont fait aucunes études pharmaceutiques, il y aurait eu trop de danger à leur reconnaître le même droit. Ils pourront seulement faire délivrer, sur leur ordonnance écrite, les médicaments qu'ils auront jugé utile de prescrire.

» Tels sont, sommairement exposés, le but et le système de ce projet de loi.

» En réservant aux seuls élèves des Écoles royales le titre de vétérinaire que leur confère leur diplôme, il fait une chose juste et raisonnable, met un terme à un abus contre lequel réclament depuis longtemps les vétérinaires, et enlève à l'empirisme un des moyens dont il se sert pour surprendre la confiance de la classe si nombreuse des propriétaires de bestiaux.

» En posant en principe que, à l'avenir, les personnes qui auront obtenu le diplôme de vétérinaire pourront seules en exercer la profession; en préparant avec ménagement la disparition de la foule considérable de charlatans qui infestent les campagnes, il améliore la position des vétérinaires, les relève dans l'opinion publique en les affranchissant d'une honteuse concurrence; et, rendant ainsi leur profession plus honorable et plus lucrative, il fait cesser les causes qui éloignent de nos Écoles et de nos campagnes les hommes instruits qu'il est si désirable de voir s'y établir, et que l'agriculture y appelle de tous ses vœux et par tous ses organes. »

PROJET DE LOI

SUR

L'EXERCICE DE LA MÉDECINE VÉTÉRINAIRE.

—

« ARTICLE PREMIER. — Nul ne peut prendre le titre de Vétérinaire, s'il n'en a obtenu légalement le diplôme (1).

» ART. 2. — Nul, sauf les exceptions indiquées dans l'art. 3, ne peut exercer la médecine des animaux domestiques, s'il n'a le titre de vétérinaire.

» ART. 3. — Peuvent continuer à se livrer au traitement des animaux domestiques : 1° ceux qui, avant la promulgation de la présente loi, ont obtenu le certificat de maréchal-expert délivré conformément aux dispositions du décret impérial du 15 janvier 1813;

(1) Les conditions exigées pour l'obtention du diplôme de vétérinaire ont été prescrites par une ordonnance royale rendue en 1825 sur l'enseignement médical vétérinaire. La Commission ministérielle de 1848, sur la demande du ministre, a aussi rédigé un projet de *loi sur l'enseignement de la médcine vétérinaire* dans les Écoles spéciales. Cette loi devrait être substituée à l'ordonnance de 1825. Son Exc. le Ministre de l'agriculture la provoquera évidemment en même temps que la loi sur l'exercice de la profession vétérinaire; car ces deux lois sont inséparables, ou plutôt ne doivent faire qu'une seule et même loi.

Si l'exercice de la profession vétérinaire est en décadence, l'enseignement souffre aussi beaucoup ; le corps enseignant se recrute avec bien de la peine ; M. de Boureuil, secrétaire général du ministère du commerce, de l'agriculture et des travaux publics, a attribué dernièrement, devant l Corps législatif, cet état de choses, à ce que le traitement des professeurs n'était pas assez élevé ; le mal est plus profond que cela, il a sa principale source dans la situation de la profession en général, situation qui éloigne de la carrière vétérinaire tout jeune homme instruit et intelligent qui, au lieu d'entrer dans une école vétérinaire, préfère toujours embrasser une autre profession où il pourra espérer considération et profit. Aussi arrive-t-il que, aujourd'hui, les candidats élèves aux écoles manquent presque tous d'une instruction première suffisante pour pouvoir suivre avec fruit les cours qui leur sont professés. Avec une loi tout cela changerait en fort peu de temps.

2° ceux qui, à l'époque de la promulgation du présent décret, faisaient depuis quatre ans leur profession du traitement des animaux domestiques, et dont les connaissances pratiques auraient été constatées au chef-lieu du département par un jury nommé par le préfet et composé de trois vétérinaires, d'un docteur en médecine et d'un agriculteur.

» Les praticiens qui voudront obtenir un certificat d'aptitude devront se présenter devant le jury dans un délai qui ne pourra excéder deux années à dater de la promulgation du présent décret.

» Les praticiens autorisés ne pourront se livrer au traitement des animaux dans un arrondissement autre que celui dans lequel ils exerçaient au moment de leur examen.

» Néanmoins, ils pourront exercer dans un autre arrondissement du même département avec l'autorisation du préfet préalablement éclairé par le jury.

» Ceux des praticiens autorisés qui voudront exercer dans un arrondissement d'un autre département, seront tenus de subir un nouvel examen devant le jury de ce département.

» Art. 4. — Les vétérinaires seront exclusivement employés, par les autorités judiciaires, administratives et militaires, pour tous les actes relatifs à la médecine des animaux domestiques.

» Les maréchaux-experts et les praticiens autorisés ne pourront traiter les animaux atteints d'épizooties ou de maladies contagieuses, que sous la direction des vétérinaires.

» Art. 5. — Les pharmaciens seront tenus de délivrer les médicaments employés à la guérison des animaux, quand la demande en sera faite sur ordonnance écrite d'un vétérinaire, d'un meréchal-expert ou d'un praticien autorisé.

Art. 6. — Les vétérinaires sont autorisés à préparer et conserver en dépôt les médicaments nécessaires aux animaux malades, à condition de ne pas tenir officine ouverte, de ne vendre ces médicaments que pour le traitement particulier des animaux confiés à leurs soins, et de se conformer aux lois spéciales relatives aux substances vénéneuses.

» Art. 7. — Les vétérinaires qui auront obtenu leur diplôme dans une École étrangère, ne pourront exercer leur profession en

France sans l'autorisation du Ministre de l'agriculture et du commerce.

» Art. 8. — Seront punis d'une amende de ...... francs ceux qui contreviendront aux dispositions prescrites dans le présent titre.

» En cas de récidive, le maximum de la peine pourra être porté à ...... francs, et le contrevenant sera condamné à un emprisonnement qui ne pourra excéder.....

» Art. 9. — Il pourra y avoir dans les cantons pauvres, où le préfet jugerait que cela soit utile, un vétérinaire qui sera obligé d'y résider, et qui recevra une indemnité de six cents francs au moins, prise sur le budget de l'État.

» Ce vétérinaire sera nommé par le Ministre de l'agriculture et du commerce sur la présentation du préfet.

» Il sera tenu :

» 1° De donner gratuitement les secours de son art aux animaux des habitants de sa circonscription qui prouveraient par une attestation du maire qu'ils sont dans l'indigence ;

» 2° D'exercer la surveillance sur les foires et marchés du canton, sous le rapport des maladies contagieuses ;

» 3° De constater, sur l'invitation de l'autorité, la salubrité des viandes destinées à la consommation ;

» 4° D'inspecter les étalons employés à la monte dans les diverses communes du canton ;

» 5° De correspondre avec le conseil vétérinaire départemental pour tout ce qui concerne la production animale, les épizooties et les maladies contagieuses dans son canton.

» Art. 10. — Il sera créé dans chaque département un conseil vétérinaire chargé d'éclairer l'administration sur toutes les questions de nature à intéresser la production animale dans le département, et sur les mesures de police sanitaire dans leurs rapports avec les animaux domestiques.

» Ce conseil qui se réunira toutes les fois que l'administration le jugera nécessaire, sera formé d'un nombre de membres égal à celui des arrondissements qui composent le département. Ces membres seront nommés par le préfet, sur la présentation du sous-préfet éclairé par le conseil d'arrondissement. Ils n'auront droit qu'à une indemnité de déplacement, qui leur sera allouée chaque fois qu'ils seront requis par l'administration. Cette indemnité sera payée sur les fonds départementaux.

» Art. 11. — Chaque membre du conseil vétérinaire sera chargé, en outre, de remplir dans la circonscription de son arrondissement les missions ressortissant à sa profession, que le sous-préfet jugerait utile de lui confier.

Art. 12. — Il sera créé, près le ministre de l'agriculture et du commerce, un comité vétérinaire consultatif, composé de neuf membres nommés par le ministère.

» Feront partie de ce conseil :

» 1° L'inspecteur général des Écoles vétérinaires;

» 2° Le directeur et un professeur de l'École d'Alfort;

» 3° Des membres des sections vétérinaires de l'Institut, de l'Académie nationale de médecine et de la Société nationale et centrale d'agriculture ;

» 4° Des membres de la Société centrale de médecine vétérinaire;

» 5° Des vétérinaires principaux de l'armée.

« Art. 13. — Ce comité aura pour mission d'éclairer le ministre sur toutes les questions qui ont trait à l'enseignement et à l'exercice de la médecine vétérinaire ; à l'hygiène publique dans ses rapports avec les maladies enzootiques, épizootiques et contagieuses ; à la production et au perfectionnement des différentes races d'animaux domestiques.

» Art. 14. — Les réunions de ce comité auront lieu aussi souvent que l'exige l'étude des questions qui lui seront soumises par le ministre. »

On voit que dans ce projet de loi de la commission ministérielle de 1848 il y a deux parties distinctes : l'une, qui comprend les huit premiers articles, doit nécessairement, absolument, être l'objet d'une sanction législative ; l'autre pourrait fort bien, et avec avantage, je crois, être transformée en une réglementation par actes d'administration publique. Seulement cette réglementation devrait être rendue obligatoire par un neuvième et dernier article de loi qui serait à peu près ainsi conçu :

ART. 9. — ***Des services vétérinaires seront institués et organisés par des actes d'administration publique.***

L'organisation de ces services, qui pourrait alors être facilement et utilement modifiée selon les besoins et les circonstances, serait le complément nécessaire de la loi.

Dans le rapport de la commission ministérielle, chaque article du projet de loi est motivé et expliqué avec tout le développement nécessaire.

Depuis la rédaction de ce projet de loi, c'est-à-dire depuis l'année 1848, plusieurs vétérinaires ont proposé des modifications. En général, ils désireraient des réformes plus radicales. Ces vétérinaires, qui sont assez nombreux, ont soutenu leur opinion avec beaucoup de talent; ils ont allégué des motifs très plausibles, que je voudrais reproduire ici, comme je l'ai fait dans le journal que j'ai consacré en partie aux intérêts de la profession vétérinaire. Ils ont surtout combattu avec une grande puissance de raisonnement les principales objections que l'on a opposées à l'*opportunité* et à l'*efficacité* d'une réglementation légale, objections qui étaient basées notamment sur le trop petit nombre actuel des vétérinaires et sur les services que pouvait rendre une certaine catégorie d'empiriques. Ils ont soutenu que, sous l'égide d'une loi protectrice et prohibitive, le nombre actuel des vétérinaires suffirait, parce que tous les vétérinaires qui existent en France exerceraient leur profession et se répartiraient convenablement dans toutes les contrées, aussi bien dans les campagnes que dans les villes, et que, d'ailleurs, une loi protectrice ferait bientôt augmenter le nombre des élèves diplômés. L'un d'eux, M. Combette, d'Oullins, dit : « *Savez-vous* ce que répondait M. Rogier, ministre de Belgique, quand on lui » objectait le petit nombre des vétérinaires comme devant

» s'opposer à la même réforme demandée en Belgique? *Mais* » *c'est précisément pour cela qu'il convient de les mettre* » *sous la protection de la loi, et d'attirer ainsi dans la car-* » *rière des jeunes gens que l'absence de toute garantie en* » *éloigne.* » L'événement a prouvé que le ministre belge avait raison; le nombre des vétérinaires belges a augmenté dès que la Belgique a été dotée d'une loi contre l'empirisme.

Pourquoi, disent les réformateurs radicaux, tolérer certains empiriques, puisqu'il est bien démontré que ceux que l'on croit les plus capables ne sont encore que des ignorants, et par conséquent des gens nuisibles? Chabert et bien d'autres l'avaient déjà proclamé. En Belgique, on a été aussi de cet avis; car l'art. 26 de la loi belge qui a été promulguée le 11 juin 1850, est ainsi conçu : « Nul ne peut exercer la médecine » vétérinaire dans le royaume, s'il n'a été reçu médecin vé- » térinaire conformément aux dispositions du titre premier. »

J'ajouterai que, dans ma pensée, il ne peut pas en effet y avoir de demi-vétérinaires. Il y a tout un monde qui sépare un homme qui n'a pas étudié, d'un vétérinaire sorti d'une école où l'enseignement est aussi complet qu'en France. Je reviendrai tout à l'heure sur cette question.

J'arrive à la réfutation d'une objection qui a déjà été faite, que le rapport de la commission de 1848 n'avait pas suffisamment prévue et qui vient d'être renouvelée.

Il a été écrit ce qui suit : *Il serait exorbitant d'apporter des entraves à la volonté des propriétaires, qui peuvent réclamer la faculté de confier à qui bon leur semble le soin de leurs animaux.*

En vain, dira-t-on qu'il existe une loi sur l'exercice de la médecine humaine : on ne peut comparer que des situations comparables. Or, un animal n'est en réalité qu'une chose appartenant à quelqu'un, et il faut, avant tout, tenir compte du droit absolu que le propriétaire de cette chose possède incontestablement sur lui.

Je veux commencer ma réfutation par une réflexion que le simple bon sens doit inspirer à tout le monde, à savoir : qu'il n'est pas possible de connaître une maladie quelconque sans avoir étudié les éléments des sciences médicales ; car ces éléments ne s'enseignent que dans les écoles impériales vétérinaires, et, cela, *par ordre* du ministre de l'agriculture, qui défend aux vétérinaires, sans une autorisation toute spéciale, dont il n'existe pas un seul exemple, d'avoir des apprentis maréchaux-experts, ainsi que le permettait, et encore sous certaines conditions difficiles à remplir, le décret du 15 janvier 1813. Les empiriques ne peuvent donc être que des inspirés, ayant la science infuse. Et, en serait-il ainsi, ce que personne ne croit sans doute, que ces êtres privilégiés, qui ne savent d'ordinaire ni lire ni écrire, et qui, d'ailleurs, n'en auraient pas besoin en raison de leur pouvoir inné, ne pourraient pas encore exercer la médecine des animaux ; car une ordonnance de 1846 défend aux pharmaciens de vendre certaines substances médicamenteuses les plus usitées, les plus énergiques, les plus utiles, les *substances dites vénéneuses*, si elles *ne sont pas prescrites par un médecin ou par un vétérinaire diplômé*. Ainsi l'on dit, d'une part, que le premier venu peut exercer la médecine vétérinaire, que c'est de droit absolu, et, d'une autre part, il est défendu de se servir des meilleurs, et souvent des seuls moyens de guérir. C'est absolument comme si l'on défendait au bûcheron de se servir de sa cognée. Il y a là une double contradiction à laquelle on n'a pas fait attention, et qu'on ne peut pas laisser subsister : ou il faut interdire aux empiriques de faire de la médecine, ou il faut mettre à leur disposition tous les agents curatifs sans exception. Que l'on se figure ce qui arriverait dans ce dernier cas : des quantités énormes d'arsenic, de sublimé corrosif, de phospore, d'opium, de morphine, de cantharides, de noix vomique, de strychnine, etc., etc., se trouveraient, *avec autorisation*, entre les mains des gens les plus ignorants!!! On ne le voudra pas, parce que la sécurité générale serait très compromise. Le laisser-faire et le laisser-passer ne peut aller jusque-là dans une société bien organisée. Je dois dire, en passant, que l'ordonnance de 1846 sur les substances vénéneuses est très mal appliquée en ce qui concerne les empiriques, chez lesquels on tolère souvent des quantités considérables de substances vénéneuses.

Ce premier argument, qui me paraît d'une immense valeur, et au point de vue de la santé de l'homme, de la conservation de la fortune publique, et sous le rapport de la production des subsistances, semblerait n'avoir pas été pris en considération, ou, du moins, paraîtrait d'une très-faible importance, si l'on s'en rapportait à l'opinion exprimée dans le passage suivant de l'écrit que je viens de citer :

« Un animal n'est en réalité qu'une chose appartenant à » quelqu'un, et il faut avant tout tenir compte du droit » absolu que le propriétaire de cette chose possède incontes- » tablement sur elle. » On a sans doute voulu rappeler l'esprit de l'art. 544 du Code Napoléon, qui est ainsi conçu : « La propriété est le droit de jouir et disposer des choses » de la manière la plus absolue, *pourvu qu'on n'en fasse pas* » *un usage prohibé par les lois ou par les règlements.* » » Mais cet article ne serait évidemment pas violé par la réglementation légale de l'exercice de la médecine vétérinaire, car il y est dit que le droit absolu, qu'il consacre d'abord, peut être *modifié par des lois ou des règlements.* Et il existe beaucoup de lois et de règlements qui ne permettent pas à un propriétaire de disposer de sa chose d'une manière absolue. Entre un grand nombre d'exemples, je ne veux en citer que parmi ceux qui ont rapport aux animaux; ainsi il y a une loi qui dit ceci: « Seront punis d'une amende de 5 à » 15 francs, et pourront subir de 1 à 5 jours de prison ceux » qui auront exercé publiquement et abusivement des mau- » vais traitements envers les animaux domestiques.

« La peine de la prison sera toujours appliquée en cas de « récidive. »

Le propriétaire d'un animal ne peut donc pas disposer de sa chose comme il l'entend, puisqu'il ne peut même pas battre son animal. La loi lui défend aussi de s'en servir quand il est blessé ou quand il souffre d'une manière quelconque. On peut, à plus forte raison, l'empêcher de faire martyriser, empoisonner ou tout au moins de faire souffrir un animal quelconque, en état de maladie, en le confiant aux soins des empiriques, c'est-à-dire, de gens d'une incapacité révoltante, à des gens qui ne peuvent offrir aucune garantie de savoir.

Je ne demanderais pas d'autre loi que celle de juillet 1850, citée plus haut, pour réprimer l'empirisme, si je pouvais supprimer un mot ce cette loi, le mot *publiquement*; car la trace des empiriques est presque constamment marquée par de *véritables mauvais traitements.*

Le propriétaire d'un cheval morveux, le propriétaire d'un animal domestique quelconque, atteint d'une maladie contagieuse quelconque, peut-il disposer de sa propriété d'une manière absolue? Non, certainement, les lois et les règlements de police sanitaire le lui défendent sous des peines très-sévères; les lois et les règlements permettent même de l'exproprier sans indemnité, ou, du moins, de le contraindre à faire le sacrifice de sa chose, en ordonnant l'abatage et l'enfouissement des animaux malades.

Comment ces lois et ces règlements, si nécessaires à la santé publique, si indispensables pour prévenir la propagation des maladies épizootiques contagieuses, qui dévastent quelquefois des États en entier, peuvent-ils être appliqués judicieusement, si tous ceux qui ne possèdent pour toute preuve de savoir qu'une *patente*, qu'ils n'ont eu que la peine de demander, et qu'ils ont obtenue moyennant finances *seulement*, peuvent être appelés à constater l'existence de ces maladies contagieuses? Mais c'est impossible; qu'on y réfléchisse un instant : confier à des ignorants de pareils intérêts, c'est impossible encore une fois.

On dirait vraiment que les partisans de l'opinion exprimée dans la phrase que j'ai mentionnée plus haut ignorent la différence qu'il y a entre un vétérinaire et un empirique; on dirait qu'ils croient qu'un empirique est un homme qui a des connaissances médicales, mais qui en possède seulement un peu moins qu'un vétérinaire. Si l'on avait cette opinion, quelle grossière erreur on commetrait! Je l'ai déjà dit, mais je veux le répéter à satiété, pour qu'on ne l'oublie pas, un empirique n'a aucune connaissance médicale. L'intervention de l'empirique livré à lui-même est toujours nuisible; il vaudrait cent fois mieux, on l'a dit bien des fois, abandonner les animaux à la nature que de les confier à ses soins. Par conséquent, plus il y aura d'empiriques, moins il y aura de chances de guérison pour les animaux malades. Déjà dès 1804, dans un mémoire présenté au gouvernement par Chabert, directeur de l'École impériale vétérinaire d'Alfort, et par Fromage de Feugré, mémoire qui avait pour titre : *Moyens de rendre l'art vétérinaire plus utile en améliorant le sort de ceux qui l'exercent, tant dans les départements que dans les troupes à cheval*, Chabert, grand praticien, demandait la suppression des empiriques; et un jour qu'un conseiller d'État qui trouvait que le nombre des vétérinaires était insuffisant (2,200) lui disait : « Mais que deviendraient donc les animaux souffrants dans toute l'étendue du territoire français, si l'on accordait cette suppression? — ILS SERAIENT MOINS MALADES, » répondit le bon et savant Chabert.

Le vétérinaire est un vrai médecin, c'est-à-dire un homme qui a obtenu un diplôme après avoir consacré au moins quatre ans de sa vie (de 17 à 21 ans habituellement) dans une école spéciale, à étudier toutes les diverses branches, si nombreuses, de l'art médical, comme : La chimie, la physique, l'histoire naturelle, la pharmacologie, la pharmacie, l'anatomie, la physiologie, la pathologie, la thérapeutique, l'hygiène, la zootechnie, l'agriculture, la médecine légale, la police médicale, la maréchalerie, etc., etc. La médecine vétérinaire est représentée à l'Académie des sciences, à l'Académie impériale de médecine, dans les comités d'hygiène.

Puisque, d'un côté, l'art. 544 du Code Napoléon a prévu que, *dans certaines circonstances*, le droit de disposer de sa chose ne doit pas être absolu; puisque, d'un autre côté, le simple bon sens indique que réglementer l'exercice de la médecine vétérinaire, c'est prévenir la destruction d'une partie importante de la fortune publique, qui touche de très près aux subsistances et, par conséquent, à l'entretien de la vie de l'homme; puisque, comme l'a dit Mgr le cardinal Donnet devant le Sénat, les empiriques et les sorciers, en exerçant leur coupable industrie, *insultent à la civilisation et à la véritable foi*, il est évident que le législateur peut très rationnellement déroger au principe du droit absolu de propriété en faveur d'un intérêt aussi grand et aussi général que la conservation des animaux. D'ailleurs, ce n'est pas un privilége que demandent les vétérinaires, c'est la consécration d'un droit acquis par des sacrifices de temps et d'argent, droit que tout le monde est libre d'acquérir.

On a cherché à répondre à l'avance à une autre objection, en s'exprimant ainsi : « En vain dira-t-on qu'il existe une » loi sur l'exercice de la médecine humaine, on ne peut com» parer que des situations comparables; or, etc., etc. » Je ferai remarquer, à mon tour, que les situations dont on parle sont plus comparables qu'on ne le dit; et, déjà, sous le rapport de l'étendue des connaissances qui constituent la médecine de l'homme et la médecine des animaux, et sous le rapport des difficultés à vaincre pour acquérir ces connaissances, il n'y a pas de doute que la comparaison est très admissible: cette comparaison démontrerait même qu'il est plus facile d'être bon médecin que d'être bon vétérinaire. Tout le monde ne sait peut-être pas qu'il y a pour ainsi dire une anatomie, une physiologie, une pathologie, une thérapeutique, une hygiène pour chaque espèce d'animal domestique, et il y a parmi les principaux animaux domestiques : le cheval, le mulet, l'âne, le bœuf, le mouton, le cochon, le chien, les oiseaux de basse-cour, etc., etc., c'est-à-dire des animaux avec des organismes et des fonctions extrêmement différents. Quelle immense et difficile science que la médecine vétérinaire! Et vous voudriez confier son application au premier venu, appartenant à la portion la plus infime de la société! Oh! ce serait déplorable!

Maintenant, si l'on examine l'objection qui a été faite au point de vue de l'esprit de l'art. 544 du Code Napoléon, qui veut que chacun puisse disposer de sa propriété d'une manière absolue, pourquoi ne demanderait-on pas comment on admet la prohibition de l'exercice de la médecine de l'homme, pour quiconque n'a pas un diplôme de médecin? Existe-t-il une propriété plus intime, plus sacrée, que la personne même de chaque individu? Eh bien! pourquoi existe-t-il une loi sur l'exercice de la médecine de l'homme? C'est, direz-vous, pour protéger l'homme contre sa propre ignorance; c'est dans l'intérêt de l'humanité. Est-ce que je n'ai pas, aussi moi, le droit de vous dire qu'en prohibant l'exercice de la médecine vétérinaire par des empiriques, c'est-à-dire par des gens tout à fait incapables, vous protégerez évidemment les propriétaires d'animaux contre leur propre ignorance, aussi, et dans l'intérêt de la société tout entière.

L'exception que je vous demande en faveur des animaux malades, ne l'accorderez-vous pas dans mille circonstances, dont quelques-unes ont déjà été signalées plus haut (et notamment par la loi de juillet 1850)? Les lois et les règlements sur la chasse, sur la pêche, sur les défrichements, sur les expropriations, vous laissent-elles libres de disposer de votre propriété comme vous l'entendez, etc., etc.? Quand vous empêchez de détruire en temps inopportun le gibier, le poisson, vous êtes encore bien plus sévères que si vous défendiez à un empirique d'exercer la médecine vétérinaire, car les chasseurs et les pêcheurs, libres d'une manière absolue, feraient beaucoup moins de mal que l'empirique n'en fait en l'absence de toute réglementation de l'exercice de l'art de guérir les animaux.

A l'appui de tout ce que je viens de dire, je pourrais rappeler ce qui a été écrit sur ce sujet par un grand nombre d'auteurs ; mais je me bornerai à citer les noms de quelques-uns : M. Renault, inspecteur général des Écoles impériales vétérinaires ; MM. Magne, Reynal, Tabourin, Gourdon, professeurs vétérinaires ; MM. Hamont, Rauch, Abadie, Lecornué, Conte, Aubry, Combette, etc., etc. (voir *la Clinique vétérinaire* 1851 et 1862), qui tous ont répondu négativement à cette question : La répression de l'empirisme par une loi ne viole pas l'article 544 du Code Napoléon.

Si d'ailleurs une réglementation légale de l'exercice de la médecine vétérinaire était une attaque au droit de la propriété, elle n'aurait certainement pas été proposée déjà plusieurs fois par des ministres, par la Chambre des pairs, par les Corps législatifs, par le Sénat, etc.

Je vais reproduire, d'après *le Moniteur*, les rapports faits au Sénat en 1861 et en 1862 sur les pétitions adressées par des Sociétés vétérinaires :

PREMIER RAPPORT.

—

Séance du Sénat du 20 *avril* 1861.

M. le général marquis de Grouchy, rapporteur :

« Les sociétés de vétérinaires des départements de la Seine-Inférieure et de l'Eure présentent des considérations sur l'exercice de la médecine vétérinaire, et les font suivre d'un projet de loi sur la matière.

» De semblables observations et demandes sont faites aussi par les sociétés de vétérinaires de la Charente, du Calvados, de la Manche et de la Loire-Inférieure.

» Nous vous rappellerons d'abord que déjà en 1854, deux fois en 1857, et enfin en 1858, des pétitions analogues vous ont été adressées par diverses sociétés vétérinaires ; le Sénat a ordonné le renvoi de toutes ces pétitions au Ministre de l'agriculture et du commerce.

» Le Ministre d'État, dans le rapport adressé à l'empereur sur les pétitions renvoyées aux différents départements ministériels, après avoir répondu, en 1854, qu'un projet de loi relatif à l'exercice de la médecine vétérinaire était à l'étude depuis un certain temps déjà, a annoncé en 1858 que la quatrième et dernière pétition avait été jointe aux documents déjà réunis, pour la préparation de cette loi.

» D'autres préoccupations, et peut-être aussi la difficulté de régler législativement une pareille matière, ont fait ajourner la présentation du projet de loi, qui nous était annoncée presque officiellement.

» Les pétitions des vétérinaires du département de la Seine-Inférieure et de l'Eure, de la Charente, du Calvados, de la Manche et de la Loire-Inférieure, sont identiques dans les considérations dont elles appuient leurs réclamations. Elles sont également semblables avec celles dont vous avez déjà entendu le rapport dans trois sessions précédentes.

» Nous nous contenterons donc aujourd'hui de vous faire un résumé très sommaire des observations déjà faites par les rapporteurs de vos commissions des pétitions.

» Nous vous rappellerons d'abord que dix-sept départements et le conseil général d'agriculture réclament depuis longtemps une loi sur l'exercice de la médecine vétérinaire. Depuis longtemps aussi les départements de l'Ouest, où se font le plus grand nombre d'élèves de la race bovine, demandent une quatrième école vétérinaire placée dans la campagne ; elle pourrait avoir des élèves dont l'instruction pratique se formât plus spécialement sur les bestiaux.

» Les trois écoles actuelles, placées dans de grandes villes, n'ont-elles pas l'inconvénient d'une instruction pratique qui ne peut, pendant les cours, s'exercer que sur l'espèce chevaline ?

» Dans ces écoles, l'instruction y est donnée gratuitement, en moyenne, à cinq cent cinquante élèves ; les cours durent quatre années.

» Après examen, les élèves reçoivent un diplôme ; un certain nombre d'entre eux trouvent une carrière dans l'armée, les autres vont presque tous s'établir dans les villes, où ils exercent la médecine hippiatrique, qui leur offre des avantages de toute nature.

» Bien peu d'élèves se décident à aller habiter la campagne, où leur nouvelle carrière, surtout dans les débuts, est si peu lucrative ; ils s'y trouveraient d'ailleurs en présence de praticiens, *empiriques* et autres, qui exercent déjà depuis plusieurs années.

» Ces considérations sont justifiées par les documents officiels qui ont déjà été mis sous vos yeux. Ils n'ont pu varier que par suite de l'annexion de la Savoie et du comté de Nice.

» Il existait en 1858, 2,544 vétérinaires civils avec diplômes, répartis ainsi :

» Dans les 86	chefs-lieux	de départ.	319
» Dans les 363	id.	d'arrondis.	451
» Dans 796	id.	de cantons ruraux	1,012
» Autres localités.			762
			2,544

» Ainsi, sur 2,846 cantons de nos 86 départements, environ moitié seulement sont pourvus de vétérinaires ; là surtout, dans l'intérêt de l'agriculture, il y a un déficit fâcheux !...

» Toutes les fois qu'il y a des maladies épizootiques dans les campagnes, l'administration est obligée d'envoyer à grands frais des vétérinaires pris dans les chefs-lieux de département.

» A l'imitation de ce qui se passe en Belgique, on suggéra, dans un des rapports, l'idée que l'administration pourrait peut-être, au moment de leur sortie des écoles, donner aux élèves une destination pour les localités où le besoin s'en ferait sentir... On ajoutait qu'en Belgique il est attribué à ces élèves une somme d'indemnité d'établissement pendant les deux premières années.

» Quant aux observations législatives présentées par les diverses sociétés des vétérinaires, nous n'avons pas à les discuter en détail ; elles nous ont paru un peu trop restrictives et tendant au monopole. C'est seulement à titre de renseignements qu'il nous semblerait utile de les transmettre au gouvernement, qui s'occupe depuis 1854 de la législation à intervenir.

» A partir de cette époque, une mesure, sans doute préparatoire, a été prise. Une circulaire du Ministre de l'agriculture et du commerce a prescrit aux préfets des départements de faire afficher la liste des médecins-vétérinaires ayant un diplôme de capacité.

» Cette circulaire, sans doute utile pour certaines localités, n'offre rien de pratique pour celles qui sont éloignées de sept à huit lieues en moyenne de la résidence des médecins-vétérinaires.

» Espérons néanmoins que c'est l'annonce d'un règlement administratif, ou législatif, si vivement réclamé depuis longtemps.

» D'après ces considérations, nous avons l'honneur de vous proposer le renvoi de ces pétitions à M. le Ministre de l'agriculture et du commerce. »

M. le comte de Beaumont. — « Je demande la parole, non pas pour combattre les conclusions de la commission, mais pour les appuyer. La question des vétérinaires préoccupe depuis très longtemps les divers comices agricoles, les sociétés d'agriculture, et en général tous les habitants de nos campagnes.

» Vous savez que primitivement une première école avait été créée à Alfort, et successivement deux autres. Les pétitionnaires demandent qu'une quatrième école soit fondée. Je m'oppose à cette quatrième fondation et voici pourquoi. Ces trois écoles donnent aujourd'hui un enseignement très scientifique et très bon aux élèves depuis que l'on y a joint des écuries, des étables où l'on transporte les animaux malades et où les élèves peuvent faire des études très pratiques. Il en est résulté une science acquise beaucoup plus forte pour les élèves. Mais, d'un autre côté, quand ces jeunes gens, après avoir passé des examens favorables, reçu leurs diplômes, arrivent dans nos campagnes, ils se trouvent en présence, comme dit le rapport, de médecins empiriques, de gens qui n'ont fait aucune espèce d'études, qui même, dans certaines communes, usent de sortiléges pour capter les paysans, et laissent mourir les bestiaux.

» Il faut reconnaître que depuis les premières réclamations adressées aux Chambres, il y a en agriculture des progrès très considérables, que l'élève du bétail s'est généralisé, est devenu plus rationnel et, en même temps, s'est très amélioré. Si nos campagnes avaient de bons vétérinaires, je suis convaincu qu'on éviterait des pertes considérables de bestiaux, et que toutes les fois qu'une maladie épizootique se déclarerait on y pourvoirait très facilement. Mais, comme le dit le rapport, il manque tellement de vétérinaires, qu'on est obligé d'en envoyer dans les divers cantons où ces maladies se révèlent. Pourquoi manquent-ils ? ce n'est pas parce qu'il n'y a pas assez de sujets, mais c'est parce que les sujets qui sortent des trois écoles sont obligés, après un certain temps, d'abandonner la carrière, n'ayant pas le moyen de vivre.

» Il faut donc que la législation leur assure une position, qu'elle fasse disparaître ces empiriques qui sont la peste de l'agriculture, qui lui coûtent fort cher et ne rendent aucun service.

» Je demande donc que la pétition que la commission propose de renvoyer au ministre de l'agriculture et du commerce soit prise en très grande considération. Il y a là tout un avenir à créer pour notre agriculture ; elle le réclame depuis longtemps, et c'est avec force que je demande ce renvoi pour que l'étude arrive enfin à bon terme. »

M. de Ladoucette. — « Je m'unis avec empressement aux conclusions du rapporteur et aux paroles de M. le comte de Beaumont. Il est extraordinaire que depuis le temps que nos écoles vétérinaires sont institués, il n'y ait encore en France que 2,544 vétérinaires ; c'est vraiment un nombre par trop faible pour la grande quantité de chevaux et de bestiaux que nous avons en France, et qui, nous l'espérons, ira toujours en augmentant.

» Cela tient à ce que la situation qui est faite aux vétérinaires n'est pas suffisante pour engager beaucopp les jeunes gens à s'y porter. Il faut les encourager, et, suivant moi, ce n'est pas seulement l'État, ce sont aussi les départements qui peuvent le faire. Ainsi, l'honorable rapporteur a cité ce qui se passait dans l'Ouest, je demande à dire ce qui se passe dans l'Est. Dans le département de la Moselle, par exemple, dont je suis l'un des représentants au conseil général, on a tellement senti combien l'existence des vétérinaires était nécessaire, que le département s'est imposé des sacrifices et que les communes s'en imposent aussi. Dans ce département, nous avons d'abord établi des médecins cantonaux, nous avons ensuite constitué des vétérinaires cantonaux. Des communes de divers cantons se sont réunies par groupes ; elles se sont entendues pour constituer une clientèle aux vétérinaires. Le département, à son tour, a accordé une certaine somme qui vient aider les vétérinaires par de petites subventions. De cette manière, nous en avons dans ce moment un nombre, non pas assez considérable, mais plus fort qu'il n'était auparavant.

» Je le répète donc, je m'unis à mes collègues qui ont pris la parole avant moi, pour que l'on fasse tout ce qu'il est possible à l'effet d'augmenter le nombre des vétérinaires dans nos campagnes, et pour que le gouvernement d'abord, et ensuite les départements et les communes, s'efforcent d'arriver à un résultat si désirable. »

S. Em. le cardinal DONNET. — « Messieurs, je ne viens pas combattre ce qui a été dit par M. le rapporteur et par nos deux honorables collègues, MM. de Beaumont et de Ladoucette. Je viendrai le fortifier, au contraire, en demandant non seulement le renvoi de la pétition à S. Exc. le Ministre des travaux publics et de l'agriculture, mais je voudrais qu'on fît encore davantage.

» Rien n'est désolant comme l'état de nos campagnes, quand quelque grave épidémie sévit sur les animaux. Il faudrait recourir à l'homme qui, seul, peut apporter le remède, et cet homme ce serait le vétérinaire ; mais comme dans un certain nombre de départements (on a parlé des départements de l'Ouest et de l'Est, je pourrais parler de ceux du Midi), les vétérinaires sont fort rares, comme nous en sommes souvent témoins, c'est à l'empirique, c'est à l'homme aux sortiléges qu'on a recours. Il a su prendre, au grand détriment des principes de la loi et pour le malheur de l'homme des champs, un grand empire sur certaines populations.

» Ce serait à nous, dira-t-on, à paralyser par l'influence salutaire de l'enseignement religieux un désordre qui a sa source dans la superstition, que nous cherchons à déraciner partout où notre voix peut se faire entendre. Mais là où nous sommes impuissants, l'action de la justice devrait se faire sentir. Pourquoi ne pas agir à l'égard de l'empirique ou de l'homme aux sortiléges comme envers celui qui exerce la médecine sans brevet.

» Je demande donc si l'on ne pourrait pas recourir à l'administration, c'est-à-dire à messieurs les préfets, pour qu'on sévisse dans les localités où les empiriques et les sorciers exercent encore leur coupable empirisme, en insultant à la civilisation et à la véritable foi. Je demande dès lors le renvoi, non seulement à M. le Ministre de l'agriculture, mais encore à M. le Ministre de l'intérieur, par les raisons que je viens d'exposer. »

M. le comte de Beaumont. — « Il n'y a pas de loi à cet égard. »

M. le comte Boulay (de la Meurthe). — « Cette question ne regarde que le Ministre de l'agriculture et du commerce ; c'est dans ses attributions. »

Son Em. le cardinal Donnet. — « Je demanderai, en outre, le renvoi à M. le Ministre de l'intérieur. »

M. le Président. — « Il s'agit de savoir si la pétition sera renvoyée également à M. le Ministre de l'intérieur, selon la demande de Mgr le cardinal Donnet.

» La commission a demandé le renvoi au Ministre de l'agriculture et du commerce. Le Sénat paraît approuver ce renvoi. Je le consulte maintenant sur la question de savoir si la pétition sera renvoyée au Ministre de l'intérieur. »

(Le Sénat consulté prononce, conformément aux conclusions de la commission, le renvoi au Ministre de l'agriculture, du commerce et des travaux publics, et le renvoi au Ministre de l'intérieur.)

DEUXIÈME RAPPORT.

Séance du Sénat 29 *mars* 1862.

M. le général marquis de Grouchy, rapporteur :

« Messieurs les sénateurs, par six pétitions collectives ou individuelles, des vétérinaires, appartenant à différents départements, demandent que l'exercice de la médecine vétérinaire soit réglementé.

» Presque annuellement, depuis 1854, des pétitions analogues ont été adressées au Sénat; elles ont toutes été renvoyées au ministre de l'agriculture et du commerce, et en même temps, en 1861, au ministre de l'intérieur.

» A chaque session, dans le rapport de M. le ministre d'Etat, adressé à l'Empereur, sur la suite donnée aux diverses pétitions renvoyées aux différents départements ministériels, il vous a été dit, presque uniformément, tous les ans, qu'un projet de loi relatif à l'exercice de la médecine vétérinaire était à l'étude depuis un certain temps déjà.....; que les dernières pétitions et le rapport avaient été joints aux documents déjà réunis pour la préparation de cette loi.....; que, dans l'état actuel, les départements s'imposent, pour encourager l'art vétérinaire, tous les sacrifices que leur permettent les ressources de leur budget; que l'administration ne manquera pas de prendre en considération les observations contenues dans le rapport présenté au Sénat, au sujet des pétitions des vétérinaires..... Enfin, au mois de janvier 1862, nous trouvons dans le même rapport l'annotation suivante :

» *En attendant qu'une loi intervienne pour réglementer et améliorer l'exercice de la profession de vétérinaire, le ministre de l'intérieur a cru devoir inviter les préfets à prendre toutes les mesures de surveillance propres à prévenir ou réprimer certains abus signalés, qui semblent aussi entraver le développement de cette branche de médecine.*

» Répétons, comme nous l'avons dit dans les précédents rapports, que toutes les pétitions sont appuyées par les vœux des conseils généraux de beaucoup de départements, par ceux des conseils d'arrondissement, des sociétés et des comices d'agriculture.

» Depuis sept années, le ministre de l'agriculture a envoyé une circulaire prescrivant d'imprimer et d'afficher dans toutes les communes le nom de tous les vétérinaires du département ayant un diplôme. Cette mesure avait sans doute pour but d'engager les habitants des campagnes à s'adresser de préférence à ces vétérinaires, mais elle ne pouvait l'atteindre pour beaucoup de communes éloignées de trois à quatre lieues des villes qu'habitent généralement les médecins vétérinaires.

» M. le Ministre de l'intérieur, par la dernière circulaire adressée à tous les préfets, leur prescrit d'user de tous les moyens répressifs pour arrêter l'*empirisme* et d'en signaler tous les inconvénients à leurs administrés. Malheureusement, ces moyens répressifs manquent à l'autorité locale, et c'est justement ce que réclament les pétitionnaires.

» Néanmoins beaucoup de préfets dans nos départements ont pris quelques mesures administratives, précurseurs du règlement sur l'exercice de la médecine vétérinaire. Dans le département de la Seine-Inférieure, des vétérinaires ont été envoyés dans des communes qui en manquent pour visiter à certaines époques *gratuitement* les bestiaux dans les écuries.

» Dans plusieurs départements, les préfets, d'après une circulaire ministérielle, ont fait connaître que, dans ces cas assez fréquents où de pauvres laboureurs perdraient des bestiaux, il ne serait accordé d'indemnité qu'à ceux qui justifieraient que ces animaux ont reçu les soins d'un médecin vétérinaire.

» Dans le département de la Moselle, dont beaucoup de cantons sont livrés à l'empirisme, on a essayé d'établir des vétérinaires cantonaux, des fonds nécessaires ont été votés par le conseil général pour cette organisation.

» Qu'il nous soit permis de dire qu'il y a dans cette question des intérêts généraux de premier ordre, l'augmentation de tous les animaux domestiques, particulièrement l'espèce *bovine*, pour l'alimentation du pays. C'est surtout dans les campagnes que s'élève la presque totalité de ces animaux ; c'est dans les premières années que l'élevage des bestiaux a besoin de soins éclairés. Ils éprouvent depuis leur naissance jusqu'à trois ans toute espèce de maladies et d'accidents. Les soins curatifs sont livrés, dans presque toutes nos campagnes, à des empiriques qui n'ont aucune connaissance ni *d'anatomie*, ni *de chimie*, ni *de botanique*, ni *d'organisme* des animaux qu'ils sont *forcément* appelés à traiter. Enfin cette augmentation de bestiaux serait un puissant auxiliaire pour l'agriculture par les engrais qu'ils lui fourniraient.

» Dans nos campagnes le chiffre de la mortalité de nos bestiaux est vraiment effrayant, principalement pendant l'élevage.

» A l'appui de l'importance de la question, nous ne pouvons mieux citer que le chiffre de la statistique de l'espèce bovine. Le dernier relevé est de 14,197,360 têtes. Nous croyons même que ce chiffre a encore augmenté depuis. Cependant il ne peut suffire à l'alimentation du pays, puisque dans l'année 1860, il a été importé de l'étranger 130,619 têtes de bétail.... Si, négligeant les espèces ovine et porcine, nous citons le chiffre de plus de 3 millions de l'espèce chevaline, on voit que la médecine vétérinaire pourrait exercer sa science et sa pratique sur plus de 17 millions de sujets.

» La réglementation de l'exercice de la médecine vétérinaire demandée par les représentants de l'opinion de nos départements, et depuis longtemps promise, serait-elle ajournée par quelques opinions personnelles, qui considéreraient l'art vétérinaire comme une industrie qui doit rester libre pour tous? Cependant trois écoles ont été fondées pour créer des médecins vétérinaires capables. Les élèves y restent quatre années; ils y apprennent toutes les sciences nécessaires à l'art médical qu'ils y mettent déjà en pratique la dernière année. Ces élèves passent, à leur sortie, des examens sérieux, à la suite desquels et de leur capacité reconnue, il leur est délivré un diplôme. Si jusqu'à cette époque l'instruction leur est donnée presque gratuitement, néanmoins, ils paient 100 fr. leur diplôme, et, dans les localités où ils vont exercer, ils paient aussi une patente.

» Au lieu d'une industrie, il nous semble permis de croire que c'est une carrière qu'on leur a ouverte dans l'intérêt général.

» D'un autre côté, d'autres opinions personnelles considèrent les animaux domestiques comme *une chose*, définition du Code, et pensent qu'il serait exorbitant d'apporter des entraves à la volonté des propriétaires, qui peuvent confier à qui bon leur semble le soin de leurs animaux.

» Nous croyons qu'à ces opinions on peut encore opposer l'intérêt général et celui mieux compris du propriétaire lui-même. Une loi récente, celle *protectrice des animaux domestiques*, semblerait se réserver la négation de ce droit absolu du propriétaire, puisqu'elle défend *les brutalités et les coups inutiles*. Mais éclairer les habitants des campagnes sur le choix des personnes auxquelles ils confient le soin de leurs bestiaux, ce n'est point attenter à ce droit... Ce choix ne serait pas longtemps douteux s'il y avait à proximité, ou au moins dans chaque canton, un médecin vétérinaire.

» Nous en avons l'exemple dans ce qui se passe en Belgique, où l'exercice de la médecine vétérinaire est réglementé ; l'empirisme a presque disparu.

» En France, le Gouvernement lui-même, pour les chevaux de cavalerie, choisit les meilleurs vétérinaires et les confie à leurs soins journaliers. Les services qu'ils ont rendus ont été tels, que la durée moyenne des chevaux, dans nos régiments de cavalerie, qui a été longtemps de six ans seulement, est aujourd'hui de plus de sept ans. En récompense de ces services, il a été donné aux vétérinaires des traitements élevés, et on a consolidé leur carrière en leur accordant des retraites, et les assimilant à certains grades des officiers de l'armée.

» Nous avons abrégé beaucoup d'autres observations déjà comprises dans les précédents rapports ; mais interprète, non seulement des pétitionnaires, mais aussi de l'opinion souvent émise dans les Conseils généraux et par toutes les Sociétés d'agriculture, nous avons l'honneur de proposer au Sénat de renvoyer ces six pétitions, comme il l'a déjà fait plusieurs fois, à M. le Ministre de l'intérieur et à M. le Ministre de l'agriculture et des travaux publics.

» (Les conclusions de la Commission sont adoptées.) »

TROISIÈME RAPPORT.

—

Séance du Sénat 2 *juillet* 1863.

M. le général marquis de Grouchy, rapporteur :

« Messieurs les sénateurs, par huit pétitions collectives, un grand nombre de vétérinaires demandent de nouveau que l'exercice de la médecine vétérinaire soit réglementé.

» Déjà, dans cette session et dans plusieurs autres depuis 1854, le Sénat, sur des pétitions identiques, en a prononcé le renvoi au ministre de l'intérieur et à celui de l'agriculture et du commerce.

» Tous les ans, dans le compte rendu officiel du ministre d'État sur la suite donnée aux diverses pétitions renvoyées aux différents ministères, il a été répondu que le Gouvernement s'en occupait et que la question était à l'étude.

» Encouragés par ces nombreux renvois, les vétérinaires ont renouvelé, presque chaque année, leurs pétitions. Ils les font valoir aujourd'hui par des considérations spéciales en faveur de leur profession, qui nécessite de longues études et est livrée à elle-même, sans protection suffisante contre le grand nombre de ceux qui, sans diplômes, font de la médecine vétérinaire, surtout dans les campagnes.

» Déjà, dans différents rapports, nous avons appuyé ces diverses considérations au point de vue de l'intérêt de l'agriculture, et particulièrement de l'augmentation des espèces chevaline et bovine.

» Les vétérinaires manquent, surtout dans les campagnes où naissent et s'élèvent presque tous les animaux domestiques.

» Nous ne renouvellerons point ici toutes ces considérations; nous nous contenterons de faire ressortir, à un autre point de vue, la nécessité de la réglementation de l'exercice de la médecine vétérinaire.

» Les élèves sortant des écoles vétérinaires (et il en sort annuellement en moyenne 80) vont de préférence dans les villes, où ils font presque exclusivement de la médecine hippiatrique, ainsi que nous l'avons déjà constaté dans nos rapports précédents.

» Dans les campagnes sont déjà établis, avec autorisation de l'administration, ce qu'on appelle des maréchaux-experts et d'autres praticiens.

» Il est bon de rappeler que l'Empereur, par décret du 15 janvier 1813, prévoyant l'insuffisance des vétérinaires dans les campagnes, avait autorisé ceux sortant des écoles, qui tous dans les villes devaient avoir des maréchaleries, à prendre des apprentis.

» Les vétérinaires diplômés pouvaient, au bout d'un certain temps, leur délivrer un certificat de capacité.

» Ces apprentis allaient ensuite s'établir dans les campagnes, prenant le titre de maréchaux-experts, qu'ils affichaient à leur porte, et payaient un droit de patente.

» On a reconnu plus tard, en 1825, les abus auxquels donnait lieu l'application de ce décret.

» A ces abus en succéda bientôt un autre. Des praticiens empiriques, voulant aussi se faire autoriser par l'administration, se firent simplement porter sur la liste des patentés, et purent ainsi mettre sur leur porte : maréchal-expert, autorisé par l'administration.

» Ces deux catégories de praticiens sans diplômes de capacité sont plus connus dans nos campagnes que les médecins vétérinaires sortant des écoles ; il faut toutefois reconnaître que quelques-uns de ces empiriques, dans la pratique journalière, ont rendu quelques services dans les cas de simple maladie des bestiaux. Néanmoins, ils ne possèdent aucune connaissance de chimie, d'anatomie et de l'organisme. Ils y suppléent la plupart du temps par du charlatanisme.

» Cette concurrence établie depuis longtemps empêche les vétérinaires diplômés d'aller dans les campagnes, où d'ailleurs ils sont inconnus; aussi le nombre moyen des vétérinaires exerçant leur profession a-t-il peu varié depuis nombre d'années. Un certain nombre d'entre eux, découragés, entreprennent de nouvelles carrières.

» Leur nombre était en 1857 de 2,544, et il est aujourd'hui de 2,592, par suite de la réunion de trois nouveaux départements.

» Il en manque dans la plupart des cantons. Prenant au hasard un arrondissement dans un des départements de l'Ouest composé de six cantons, nous voyons sur un relevé officiel qu'il n'y existe que trois vétérinaires, dont deux sont fixés dans le chef-lieu d'arrondissement, et le troisième dans une petite ville de la même circonscription.

» Il y a donc quatre cantons manquant de vétérinaire, et cependant l'arrondissement comprend un nombre considérable d'animaux domestiques, savoir :

Espèce	chevaline	12,188
—	bovine.	49,728
—	ovine	19,993
—	porcine	15,541
	Total.	97,450

» Ces chiffres parlent plus haut que toutes les considérations qui vous ont déjà été soumises ; ils expliquent en quelque sorte ce fait significatif, que dans nos départements où il n'y a que 2,592 vétérinaires diplômés, il y a en ce moment, d'après des renseignements presque authentiques, plus de 6,000 praticiens, empiriques ou charlatans, faisant plus ou moins la médecine vétérinaire.

» Au moment où nous allions terminer ce rapport en vous rappelant les vœux des conseils généraux et d'arrondissement ainsi que des sociétés d'agriculture, nous venons d'apprendre de M. le Ministre de l'agriculture qu'il venait de transmettre au conseil d'Etat tous les documents et études faites sur la matière, l'invitant à rédiger un projet de loi pour réglementer l'exercice de la médecine vétérinaire.

» Toutefois votre 3e commission m'a chargé de vous demander, messieurs les sénateurs, de renvoyer, comme vous l'avez fait précédemment, ces diverses pétitions à MM. les Ministres de l'intérieur et de l'agriculture et du commerce. »

(Les conclusions de la commission sont adoptées.)

Les vétérinaires ont accueilli avec joie et espérance les motifs si judicieux et si vrais que la commission du Sénat a fait valoir en faveur d'une réglementation légale de la profession vétérinaire. On ne peut guère résister à de pareils arguments.

Je pourrais encore rappeler ici un grand nombre de faits qui prouveraient combien la magistrature a regretté souvent d'être désarmée, en l'absence de toute réglementation légale, alors qu'il s'agissait de réprimer l'empirisme. Tout récemment, en 1861, dans une affaire devant la chambre des appels en police correctionnelle de Paris, M. Barbier, avocat général, s'est vu forcé de conclure en faveur d'un empirique qui était en cause, tout en faisant remarquer qu'il était à regretter qu'une profession aussi importante que l'exercice de la médecine vétérinaire ne fût pas réglementée par une loi, et qu'il était très désirable que cette lacune de notre législation fût comblée le plus tôt possible.

Je finis en faisant des vœux pour qu'une loi qui, seule, peut arrêter la décadence progressive de la profession vétérinaire, fasse partie de la législation de notre belle France qui, quoiqu'ayant été le berceau de la science vétérinaire, a eu la douleur de voir des États voisins, comme la Belgique, la Saxe, la Bavière, etc., etc., la devancer dans la réglementation légale et protectrice d'une profession si utile et si pénible. Une pratique de plus de quarante ans en province et à Paris, m'autorise à affirmer qu'une réglementation légale devient de plus en plus nécessaire.

Paris — Imp. Félix Malteste et Cie, rue des Deux-Portes-Saint-Sauveur, 22

www.ingramcontent.com/pod-product-compliance
Ingram Content Group UK Ltd.
Pitfield, Milton Keynes, MK11 3LW, UK
UKHW020450180726
13839UKWH00004B/1743